Puzzle #1

EASY

5	8		2	6		3		
	3				9	6		
9				8				
	2	7					1	
3		8			7			4
				4	8	7	3	2
8					6		2	
	9	2	4	1			6	
1		3	8				7	9

Puzzle #2
EASY

			6	4	8			
	4					9		
7			2	3				1
9			8	5	2	4	1	
	3					2		9
	5	1					7	6
	9	7			6		8	5
1	2	3			4		9	
6	8			7		3	2	

Puzzle #3
EASY

	4				1	3	7	9
	1	5				8	6	
			8		6	4		
	6	3	2			5		1
5	2				3			
	8	7	9				2	
6	9	2	7	4	5		3	
							9	6
			6	8		2		

Puzzle #4
EASY

7		4		3				
						3		2
	9	8			1		4	
	5			8				
		1		7	2	9	6	
2		7	9			4	3	
1	7	9	2		3	8		
5		2				6	9	
	4	6		5		1		

Puzzle #5
EASY

7			6	8			4	
		3	9			7	1	6
2	6	9		4				
			4	3		8		
	5	8			7			
	2				6			1
		1	3	7			5	2
	3			9				
		7	1	6	2	9	3	8

Puzzle #6
EASY

3			9				1	4
	9			3	8	7		
8	2		1					
1		4			5			2
		2	6	1			8	7
	8	7			2	6		
				6		1		
7	1	9		8		4		5
6		3	7				9	

Puzzle #7
EASY

6		5		1	4	3	8	7
	3						1	
1		2		7	3			9
			5	8	7		3	
4			3			1	7	
	7		1		9			2
3					1		4	
	6	8					9	1
			7	5				

Puzzle #8
EASY

1				4		9		8
				3		1	2	
8	2	9			5	3		
			5	2	1	6	7	3
	5	3	4				1	9
	1				8		4	
	8		6	5				1
5				8				
	7	2		1		5		

Puzzle #9

EASY

3				6	4		2	
		9	3		1		5	
					9	3	6	1
	6		5					
				3		1	7	6
	2	7	1	4	6	5		
2		6				8	1	5
		8				2	9	
4	5	1				6		

Puzzle #10

EASY

5		7	3	8				4
		4			6			
		9		1	2			8
2					4	8		9
		6			7	4		
	3			9			1	
	1	3	8	4			2	
9			6	7	1	3		5
6			9					1

Puzzle #11
EASY

	3	9	6	2		5		
						3	4	
2	1			7				9
			2		7		6	
7			1			9	3	
	8			4	9		2	5
9	6					1		
	2	1	9		5	8	7	
3		5		1			9	6

Puzzle #12
EASY

		6	1	4	2	9		
8		4		9			5	
	9						6	
	2	7			9	8	1	
			8	1		7		
	1	8	7				4	
9	7	5	2			6		
2			9	5		1	7	
				7	6			2

Puzzle #13
EASY

			8		4	1		
4		8	1	9		2	5	
1				5				3
9		4	6	1	5	3		
	6		3		9			1
		1			2	6	9	8
	7			4			1	
		5		2	3			
2			7				3	

Puzzle #14
EASY

	6	5						
1			4				9	
7	9		8	2	1			6
			2	3	9	8		5
9	3	8		1	4			
		1			6	4		
2		4		8				3
	7	9				6	5	
	5			7	3	1	2	

Puzzle #15
EASY

		1	5	6		3		
3							6	1
			3		4	8	9	
7			2	3	1		5	
4	6	3	7			1	2	8
		5	8	4		9		3
	1		6	2		7		
6					5			
5				9		4	8	

Puzzle #16

EASY

			9			7		
7			3	2		5		9
1		9			6			
			6		4	9	2	3
	3	2		8			5	
9	4	5	1	3		8		6
	6					4	9	
	9			6			8	
	7	1	4				3	5

Puzzle #17

EASY

				7		2		
7	8	4		3		1		6
6		2			4	7		
1	4			6				
	5		4		7	3	9	
				1	2		6	5
4			3			9		
8	9						2	
	2				8	6	3	4

Puzzle #18

EASY

3	9		5				7	6
		8	7	3			5	
5			1		4		2	
			4		9			
	5	9		7		6		
8					5			2
6	1			2			4	8
	7	3	8			2		
2		4	6				1	

Puzzle #19

EASY

2	5				7	4	8	
8	9		5	4		6	2	
				2	9		3	
			2		3			4
3		4		1	5	7		
	1				4		9	
6					2	8		
	7	2	3	5				6
9							1	5

Puzzle #20
EASY

1						8	4	
	8					7	6	1
7	5	4	6		8	2		
	2	3			9			
	6		7	2		3		
		7		4		5		
	9		3			6	7	
		2		9	6			
6	4	5	2			9	1	

Puzzle #21

EASY

2	7	1	6	9				
3	6			4	2	5		
4				3	1	7	2	6
		6			4			
1	2			7				
	3	9			6		5	
						8		4
	8				3	2	6	
		3		5		9	1	

Puzzle #22

EASY

		5		4				
			5	6	2	9		
8	9	2				4		
	4		8	1	7			
	5	8				3		
2	1	6			4	8		
		7	2		6		5	
	3			8				7
5			7	3	1	6	4	8

Puzzle #23

EASY

8	4	3			7	1		6
	7		6	1			4	
6				4	3	7	5	
		7		6				
	3	6	1		9	2		
		5		3		4		1
3		1	4	8		9	7	
9						8		5
7			9				3	

Puzzle #24

EASY

	3				9		6	
				3			7	1
		4	1	2		5	9	
				8	2		1	5
2			3	4				
	8		7	6	5			
4	1	5		9				7
9		3			6		5	
		8		5	7		3	9

Puzzle #25
EASY

2	8			3				6
		3		7			5	
	9	5			4		2	
		6	1			8		
	7	9			8	6		3
4			6	9	7		1	2
				8	9			4
			4	5		2		
		4		1				5

Puzzle #26
EASY

						2	5	
7		4			8			
	9		6			1		
	8		9				4	1
	2	6	5	8			3	9
4		9		7	3		6	2
				2				
8	7	1	3	4	9	6		
9					5	4		3

Puzzle #27
EASY

	3		4	1	8	5	2	
	1		9	6				4
2								
			5	8		7	3	
1		3					9	
		7	1			2	8	
	5		2				4	
3				4	5		1	
4	2				9	8	5	7

Puzzle #28
EASY

		6	4	1	2	5		
1								6
8	2				5	9		
				2	4	3		
	6			3		4		7
2	4	3			6			
6		2	5	8				4
9						6	5	2
		7	2			1		9

Puzzle #29

EASY

					7			5	8	3
				3						6
1		8		4		5		7		
	6			2		9		8		
	2			7				6	5	
5		9			8					4
						2			1	
	9	1				6			2	
3	5	2			4					8

Puzzle #30

EASY

3	9	1		6		7		5
					7	1		2
4			5	9				
	4		8		5			
		6	4	7	9	5	1	
9		8			3			
			1	8				9
6	1						3	4
5	8	4				2		

Puzzle #31
EASY

		2		9	8		4	
	7			4	3			1
8	3							
6			1			9		5
2		8	9	3		4	1	6
9	1		4	5	6		3	
		6			1	2	5	
		1		6				8
	8							7

Puzzle #32

EASY

7	5			3			2	
4		3	9	1	7			6
9					5	7	3	
			1	7		6	5	8
			8		6	4		7
	8							
	9					1		
3		2	4		9			
	7		3	8	1		6	9

Puzzle #33

EASY

	7	3		9			4	2
6					8	9	5	
1				6			7	8
4	5		8			1	9	
			9		3			
		1	4		6			
	8		5	4		7	3	6
	6					2		5
5		7						9

Puzzle #34

EASY

2		7	9					
				3	5		2	
	1				4	9	6	
9		1		2	7			5
	5	6	4	9		2		
				8			3	
	6	8	7			3		4
7	4		3				1	2
5				4	9	7		

Puzzle #35

EASY

3		4	1	6			9	
8	9	2		4	3			
7		1	9	8		4	5	
					8	2	7	
5			7					8
			3	2	5			4
6			2		9			
	4				1	7	2	
	1		4	3		5		

Puzzle #36
EASY

	7							
8			3	1	2		5	
	3		7		8	6		1
						5		4
		7		2			9	
		6	4		9	8		2
	1	5		3		4	2	
	2		1	5		9		7
9	4	3						5

Puzzle #37
EASY

		7		3	5			
9		5		7			8	6
3		8	6		9		7	
			7			5		
4		6		1	8			
			4				9	
2	6		9			1		
1				2	4			7
	7				6		3	2

Puzzle #38

EASY

		5	1	8				
		6	4	3			2	5
8				2	5			1
	2	1		4		7	5	
4	7	9	2			1		3
		3		9		2		
9	1	8	5					4
3					8	6	1	
	6	2					9	

Puzzle #39

EASY

4			5		6	3	1	
8					1			2
		3		2		6	8	
5	3		2			4		
	4	8		7			2	
2		1	4		9	7		
	8		7		4	2	6	
7		5		9				
6	2					1	7	9

Puzzle #40

EASY

2		9	4			6	8	
5	1	8	3	6		7		
6	3						1	
4	9			5		3		
7			2			4		1
			1	8	4	5	9	
	4	7	5	2		8		
		6		3				
	5		6		8	9		

Puzzle #41

EASY

6			3		2	7	9	
8		7		4				
				8			1	4
1	7						6	
	8		4			1	5	3
3		6	1		8	4		2
			7	6		9	8	5
	3		8			6		
		8	9		1			7

Puzzle #42

EASY

	4	7		3		2		6
	3			6			1	5
			9	1	7		4	
		4					8	
8			4	7	2			9
2			3		9		7	
	8	9			5			1
5	2		8				3	
	7	6			3	9		8

Puzzle #43
EASY

8	9		1	6	7		4	2
1		5	3		4			
6	4				8			1
			8	7		6	3	
		8	2		6	7		
7	6		5	9				
5	8		7					
4				3		9		
	2			8	9		5	

Puzzle #44

EASY

		5				4	1	3
				1			9	8
	1	3	4		9			7
3	6		9	5	8			
	9	2	7			8	5	6
	7			6	1		4	
		6				9		4
			8			6	3	
	8		3			7	2	

Puzzle #45

EASY

	6	7		2				9
	4				7			8
2	5	3	9					1
6				7			5	
				4		3		7
4	7		8			9		
3	8	6	5		4	7		2
5	1						6	
					3		4	5

Puzzle #46
EASY

	1		7		4	3	6	
2	5	3	1	9				7
6		7		3				
	8		2	7				
3		2				5		8
		9	6		3			4
	2				1		8	
1		6	3	4	8			5
			5	2				1

Puzzle #47
EASY

	2		7			3	1	
	6	5			2	7	8	4
				4	8	9	5	
3					1		2	9
		1	8					
2				3		1		8
4		2	1		6	8	3	
			5			2		
1		9		7	3	6		5

Puzzle #48
EASY

	1				6		4	2
9		5	7	4			3	
6		4	8			1		9
	7			3	5			
	5	9						3
		6		7				
2	4	7	1			6		
8	9	1						
		3		2	7		1	

Puzzle #49

EASY

	8	2	9		7	6	4	
6	3	7	2		8			
5		4				2		
	1		3		4	9		6
					6		8	
3	4							
			8		2			7
	8	2	1	7	9	3	4	
		3	4		5			2

Puzzle #50

EASY

	7	8	4				6	
		6			3	5		
		9	5			7		8
2			3	4		9		6
9	6	4	1	8	5			
8	3			2	9		1	
7	9			3				
	8	2						
			9	5		6	7	

Puzzle #51

EASY

7	8	9						
	2			8	1			7
4		1	9				8	
	4	3	1		8			
5	9	7	2		6			
6	1						5	4
	3	4	6		5		2	
9	7							3
		6		2	7	8		9

Puzzle #52

EASY

	6					7	8	5
	4			6		2		1
	2	8	5		9	3		
	1			7	8		5	
3			1	5				6
		5	3			1		
	9	7	6	3		5	4	
	3		7		5			9
		1		9	4	8		

Puzzle #53

EASY

		9			5			3
6	1	8					5	
			4		6	8	9	2
9		3		4		5		
1		2		3			7	
	4		9	5			3	1
				7	2	9	6	
							4	
7	6			9		3	2	

Puzzle #54

EASY

5			6			2	4	
			9	2		6	1	7
		2		7		9	8	
		4		3	8			
	1	5			7	4		
		8	1				7	9
9	8	1		6				
2	3	6	7				9	
					9			6

Puzzle #55
EASY

		5	3			4		2
			8	5		7		
	3			4				8
	9	4	6		5		3	7
		6		1		9	8	5
		1		9				
	6		2	8		3		1
7	2		9	3		5		4
	4			6	7			

Puzzle #56

EASY

		1	9		8	3	7	
		5		6		1	8	
				3		2		
7			3			6	5	9
		6		9	5	8		
3				7			2	1
5	7				2		6	
1						7	4	
	9			8		5	1	

Puzzle #57

EASY

	5			6	9			4
	6					7		
7			1	5		8		3
	3	1		2		6	5	
2	7	4		1	6			
	8	6		3				2
		8			5		4	
	1		2		8	5		6
	2		3	4		9	7	

Puzzle #58
EASY

3	1						8		5
4		5		1				6
					5	4	7	
		6		4				7
5	8	4	9			1		
9	2			6				3
		3	2	9		7	5	
	5	1	4		6	2	3	9
						6		8

Puzzle #59

EASY

8	1				5	9	6	
	9		1			8		2
		2						
			7	3			5	1
			6	4			3	8
2						4	9	
6	7		4		3		2	5
	2	8	9	7			4	
1	4		2				8	

Puzzle #60

EASY

	2	3	6	1				
7	1	6		5		8		3
		4	7	9				
	9	8			5		4	1
		7	8	2				9
1		5			7	6		
	7	9					2	
		1		8	9			7
	4		1				3	

Puzzle #61
EASY

9	1		4					3
	6		1	5				4
3		8			2			1
							1	
7			6	4		5		2
5		3					9	6
	7	9	5		4		2	
	3		7	9				5
4		6	2	8			7	9

Puzzle #62

EASY

			9	3	1			2
1	2	7			4	3		
				2		5		8
			5		8			3
	8	5		6		2		1
		4	2	1	7	6	8	
5				7				
8						1	2	
4	1		6	8				

Puzzle #63

EASY

		7						
5				3		4		7
		4	7	8	5	9	1	3
4			2			3	5	8
1	3	5	4		8	6		
2				5				
	4		5		3			
	1			4		2	9	5
8			9			1		

Puzzle #64

EASY

	7		4	6	3			
3					9			2
	1		7	5		3	6	
5	9			4	6	7	8	
		2	1	7		4		9
							1	6
		3			7			5
		6	3		4	1		
9		8		2		6		

Puzzle #65

EASY

	4		7		5	9		2
			4	1				6
					9		8	
	8			6	7		4	5
		4	1		2	8	7	3
3		7						
	6	5	8	3	1	2		
8						5		4
	9	1					6	8

Puzzle #66

EASY

	7	5			4		3	
	2		3				8	1
	9			2			7	
		3	4	6	7	9	1	
	1		2			5		4
				5	1	7	2	
	3			1	8			7
		7	6	3				9
		6				3		

Puzzle #67

EASY

3			6	8	9			
4	6	1						9
				1	7	3		
1	3		5	4	8		9	7
		5	1	7		8	3	
7	8			9		5		4
			7		4	2	6	5
	7		9					
6		4		5				

Puzzle #68

EASY

				5	3			
9		6		1				
	7	3		6			9	2
		7			1			5
	2	1		8	5		6	
5		4		2	9	7	8	
		2			8			
4		5	1	9			2	
6			5		2	4		8

Puzzle #69

EASY

	1				3			
6	7		2		8	5		
3			9		1			4
		1	8			7	6	
7	6					8		
8	9		7	5		2		
4		6	1				8	
	5				7	4		
9	3			8	4		5	

Puzzle #70

EASY

		1	5				6	7
		9	3		6	4	5	1
					2	8		
		8	7	2		3		
3		7		4	1		2	5
2				6		1		
5	8					6		
6		3	2			7		
	7			3	8			4

Puzzle #71
EASY

		6			9	5	4	
9						7		8
8	4		5	6	1	9	3	
		1	3					
	2		9	1	6			
	9					6	1	
		9	6	2				
	5	4	1	9		2	8	
1			4	7	5	3		

Puzzle #72

EASY

5	3				6	8	2	
2			7		3			
		1	2	8		7	5	3
4	5		3		8		6	7
	1	3		7		9	4	
8	7		6					
	4			6			9	5
1					9			6
		6	4		5			

Puzzle #73
EASY

6	1	9	5	3		4		8
	7		2					3
2				8		7	9	
			8		2	3		5
			3	1	6			
3	8	7	9		5			
		2					6	
9			4			5	8	7
7			6			2		4

Puzzle #74

EASY

3		7				4		5
4					8	2	9	
		9	4	6		3		
	7		1	4			2	9
	2					1		3
	3				2	8		
		3		9			6	2
5	2	8	7			9	4	
		4			1			

Puzzle #75

EASY

		6	7					9
5				1	3		6	
9	3	4	6	5		7		2
	4				1	2		6
6		3		8				
			2	7				
		1	8	2	4		7	
2	8					4		
	6		1	9	5			8

Puzzle #76

EASY

8			9		4			
6	9	2			5			
	4		2	6	7			
7						5	1	
1		5	4		8			3
				5	9	6	8	
9				8	1	7		2
			5		2		9	6
	1			9			5	

Puzzle #77
EASY

	5	2	4	8	1	9		7
				2		3		
6		9			7			2
4		6			5			
7				6		4	9	
5		1		4	2	7	8	
1				9			2	8
				1	8	5		
	8	4					7	

Puzzle #78

EASY

	2		4	6		1	5	3
9		6					8	4
	5			3				6
1				2	8			5
						2	3	9
2			7	9	5			
3		4	5	7				8
		5	1	8	6			
			9				1	7

Puzzle #79

EASY

		6			4		9	
	3	4	6	9				1
2	5				8	3		
	2	8	3	6	5			
3		5	2			6	4	8
1				8	9	2		
				2	7			
					3			9
	7	2	9	4			8	3

Puzzle #80

EASY

	9		8				3	
				5				
3		6	4	9	1	8	7	
				4	5		2	7
	1							6
2		9	1	7				
7		3				2		9
	6	5			4		1	8
1	8			5	9	3		

Puzzle #81

EASY

		9	6				8	
5	6		1	3	8	4		
		1	7	9	4			
2	5				1		3	
		4		2	5		1	9
1	9		4				5	
	2	6			7			
				4	6	1		
		5		8		6		

Puzzle #82

EASY

	9		6			3	7	4
		3	2		5		8	1
	8	1	3	7	4			
1				3			4	9
	5			6	2	1		
	7		5					
		4	1	2	9			8
					6		1	3
			7		3			2

Puzzle #83

EASY

							6		2
7	6		8				5	3
				2	7		8	4
9		4		3	8		6	
		5	2	6	1	7		
	1	7					2	
1				5				6
	5				9		1	7
3				7	6		9	5

Puzzle #84

EASY

1	4		7			3	9	
	6		4		8			2
							1	
	9	8	6		7	2		1
	2		1				3	
7						9		5
4						6	8	3
	3	7			5	1		
2		1	3	6	4	7	5	

Puzzle #85

EASY

		6	5			9		
3	8			2	7		4	
4		1	9			8		7
9			7	5		2		
	4		3		6	1		
	6		8					5
2		3		1		6	8	
	9	4	2				5	1
	1				9			

Puzzle #86

EASY

3		1	6	2				8
	5	8			9		3	
							4	
1				7	6	3	5	2
6		2		8			1	9
5	3	7					8	
			8	3	7		2	1
		3		4	2		6	
		4		6		9		

Puzzle #87

EASY

2	3		1	7		8		5
9								
	7			4	8		9	3
8		3		9		6		
							3	2
1			2	3	6			9
	9	8			7	4	1	6
		2	4		3	9		
	6	5		8		3		

Puzzle #88

EASY

4				2		1		
		8			7			3
	9	6	5			7		
		1		7	8	6		9
7				4	9			
				6	5	2	1	
2						3		
	3	7	8	5		4		2
9	8	4	6			5		1

Puzzle #89

EASY

	1	5			9			
8	7				4	1		9
2	4		1		3	6		
6	8		4		5	7		
	9		3		6			2
		3		7				
		8	9				6	
9					1	4		
4		1	6	5		2		7

Puzzle #90

EASY

				2	9		4	3
			8				2	9
	9			4	3	5		6
1	3			6	8			
4		2	1		5	6		8
				7		1	5	2
3		6				9		4
	5		9		6	2		
9			4	8				

Puzzle #91

EASY

5	1					3		2
	4	6	3		5	1		7
	3	7				8		
		1			2			
	5	8		4		9		6
3				9		4		8
9	2	3						
1		5	2		6	7		9
			8	1			3	

Puzzle #92

EASY

1			3				7	9
			8	1	4	3		5
	5			7				2
8			9		3	1		
		1			8			
2			1	4		6		
		9			7	2	3	
	2	8			1			6
	1	4				7	5	8

Puzzle #93

EASY

8		2		9	6	1	7	
					3	8		
				8	7	5	2	6
3	1			5		2		7
6			7			3	5	4
7					2			
	8	6	2	4				5
					5		6	
5	7			6	8		1	

Puzzle #94

EASY

	3		9	5				8
	5		4			1		
	1				3			
	8					4		1
		5		8		9		3
3		4		9			7	2
2		1						
5	7	8	2		6			
6	9	3	5	1	8		2	

Puzzle #95

EASY

	5	6	2			8		
			8		5		4	9
			7			1		
9	8		6		7		1	3
	6		1	2	4		9	
5		2			3			4
6	9	5	3	7		4	8	
3					2			1
	7							6

Puzzle #96

EASY

					9	5	2	
		5		7	1			
		3	5		8		4	7
3	8		7	5	2	4		
			9		3			8
7	4		1	8				
8				1	5		9	
	3	1	6			2		4
	6				4		3	5

Puzzle #97

EASY

			5	1		2		7
8	6		3				5	
1		7	6	9				8
5		9				4		
	1	6			9			5
2		4	8	5			3	
	9		2	4			8	
		8	9		5		2	
4	2							

Puzzle #98

EASY

		1			2	5		3
2		6				8	4	9
				8		1		
			5				8	
			8	1	7	4		
3		8		2				5
8			7		1	3	6	
7	9		4	6			5	
1	6	4		5		7	9	

Puzzle #99

EASY

2	6	8	5				9	
7		5			6			
1			7	2	4			6
	2	1	3			9		
8	3	6		7	9		1	
			6		5		8	3
			1			3	4	9
			9	8				
		2		6		5		8

Puzzle #100
EASY

1				7	9	3		
	2		4			5	1	
		4		2		6		
	7		3					1
				6		9	2	5
5	6		9	4		8		
2			8		6			4
4		6		9	5	7	3	
3		8					5	

Puzzle # 1

5	8	1	2	6	4	3	9	7
2	3	4	5	7	9	6	8	1
9	7	6	3	8	1	2	4	5
4	2	7	9	3	5	8	1	6
3	1	8	6	2	7	9	5	4
6	5	9	1	4	8	7	3	2
8	4	5	7	9	6	1	2	3
7	9	2	4	1	3	5	6	8
1	6	3	8	5	2	4	7	9

Puzzle # 2

5	1	9	6	4	8	7	3	2
3	4	2	7	1	5	9	6	8
7	6	8	2	3	9	5	4	1
9	7	6	8	5	2	4	1	3
8	3	4	1	6	7	2	5	9
2	5	1	4	9	3	8	7	6
4	9	7	3	2	6	1	8	5
1	2	3	5	8	4	6	9	7
6	8	5	9	7	1	3	2	4

Puzzle # 3

8	4	6	5	2	1	3	7	9
3	1	5	4	9	7	8	6	2
2	7	9	8	3	6	4	1	5
9	6	3	2	7	8	5	4	1
5	2	4	1	6	3	9	8	7
1	8	7	9	5	4	6	2	3
6	9	2	7	4	5	1	3	8
4	5	8	3	1	2	7	9	6
7	3	1	6	8	9	2	5	4

Puzzle # 4

7	2	4	8	3	6	5	1	9
6	1	5	4	9	7	3	8	2
3	9	8	5	2	1	7	4	6
9	5	3	6	8	4	2	7	1
4	8	1	3	7	2	9	6	5
2	6	7	9	1	5	4	3	8
1	7	9	2	6	3	8	5	4
5	3	2	1	4	8	6	9	7
8	4	6	7	5	9	1	2	3

Puzzle # 5

7	1	5	6	8	3	2	4	9
4	8	3	9	2	5	7	1	6
2	6	9	7	4	1	5	8	3
1	7	6	4	3	9	8	2	5
3	5	8	2	1	7	6	9	4
9	2	4	8	5	6	3	7	1
6	9	1	3	7	8	4	5	2
8	3	2	5	9	4	1	6	7
5	4	7	1	6	2	9	3	8

Puzzle # 6

3	7	5	9	2	6	8	1	4
4	9	1	5	3	8	7	2	6
8	2	6	1	4	7	3	5	9
1	6	4	8	7	5	9	3	2
9	3	2	6	1	4	5	8	7
5	8	7	3	9	2	6	4	1
2	5	8	4	6	9	1	7	3
7	1	9	2	8	3	4	6	5
6	4	3	7	5	1	2	9	8

Puzzle # 7

6	9	5	2	1	4	3	8	7
7	3	4	8	9	5	2	1	6
1	8	2	6	7	3	4	5	9
2	1	6	5	8	7	9	3	4
4	5	9	3	2	6	1	7	8
8	7	3	1	4	9	5	6	2
3	2	7	9	6	1	8	4	5
5	6	8	4	3	2	7	9	1
9	4	1	7	5	8	6	2	3

Puzzle # 8

1	3	7	2	4	6	9	5	8
6	4	5	8	3	9	1	2	7
8	2	9	1	7	5	3	6	4
4	9	8	5	2	1	6	7	3
2	5	3	4	6	7	8	1	9
7	1	6	3	9	8	2	4	5
9	8	4	6	5	2	7	3	1
5	6	1	7	8	3	4	9	2
3	7	2	9	1	4	5	8	6

Puzzle # 9

3	1	5	8	6	4	7	2	9
6	7	9	3	2	1	4	5	8
8	4	2	7	5	9	3	6	1
1	6	3	5	8	7	9	4	2
5	8	4	9	3	2	1	7	6
9	2	7	1	4	6	5	8	3
2	9	6	4	7	3	8	1	5
7	3	8	6	1	5	2	9	4
4	5	1	2	9	8	6	3	7

Puzzle # 10

5	2	7	3	8	9	1	6	4
1	8	4	7	5	6	2	9	3
3	6	9	4	1	2	5	7	8
2	7	1	5	6	4	8	3	9
8	9	6	1	3	7	4	5	2
4	3	5	2	9	8	6	1	7
7	1	3	8	4	5	9	2	6
9	4	2	6	7	1	3	8	5
6	5	8	9	2	3	7	4	1

Puzzle # 11

8	3	9	6	2	4	5	1	7
6	5	7	8	9	1	3	4	2
2	1	4	5	7	3	6	8	9
5	9	3	2	8	7	4	6	1
7	4	2	1	5	6	9	3	8
1	8	6	3	4	9	7	2	5
9	6	8	7	3	2	1	5	4
4	2	1	9	6	5	8	7	3
3	7	5	4	1	8	2	9	6

Puzzle # 12

7	5	6	1	4	2	9	8	3
8	3	4	6	9	7	2	5	1
1	9	2	5	3	8	4	6	7
3	2	7	4	6	9	8	1	5
5	4	9	8	1	3	7	2	6
6	1	8	7	2	5	3	4	9
9	7	5	2	8	1	6	3	4
2	6	3	9	5	4	1	7	8
4	8	1	3	7	6	5	9	2

Puzzle # 13

5	2	6	8	3	4	1	7	9
4	3	8	1	9	7	2	5	6
1	9	7	2	5	6	4	8	3
9	8	4	6	1	5	3	2	7
7	6	2	3	8	9	5	4	1
3	5	1	4	7	2	6	9	8
6	7	3	5	4	8	9	1	2
8	1	5	9	2	3	7	6	4
2	4	9	7	6	1	8	3	5

Puzzle # 14

4	6	5	3	9	7	2	8	1
1	8	2	4	6	5	3	9	7
7	9	3	8	2	1	5	4	6
6	4	7	2	3	9	8	1	5
9	3	8	5	1	4	7	6	2
5	2	1	7	8	6	4	3	9
2	1	4	6	5	8	9	7	3
3	7	9	1	4	2	6	5	8
8	5	6	9	7	3	1	2	4

Puzzle # 15

8	9	1	5	6	7	3	4	2
3	4	7	9	8	2	5	6	1
2	5	6	3	1	4	8	9	7
7	8	9	2	3	1	6	5	4
4	6	3	7	5	9	1	2	8
1	2	5	8	4	6	9	7	3
9	1	4	6	2	8	7	3	5
6	3	8	4	7	5	2	1	9
5	7	2	1	9	3	4	8	6

Puzzle # 16

3	2	6	9	4	5	7	1	8
7	8	4	3	2	1	5	6	9
1	5	9	8	7	6	3	4	2
8	1	7	6	5	4	9	2	3
6	3	2	7	8	9	1	5	4
9	4	5	1	3	2	8	7	6
5	6	8	2	1	3	4	9	7
4	9	3	5	6	7	2	8	1
2	7	1	4	9	8	6	3	5

Puzzle # 17

9	1	5	8	7	6	2	4	3
7	8	4	2	3	9	1	5	6
6	3	2	1	5	4	7	8	9
1	4	9	5	6	3	8	7	2
2	5	6	4	8	7	3	9	1
3	7	8	9	1	2	4	6	5
4	6	7	3	2	5	9	1	8
8	9	3	6	4	1	5	2	7
5	2	1	7	9	8	6	3	4

Puzzle # 18

3	9	1	5	8	2	4	7	6
4	2	8	7	3	6	1	5	9
5	6	7	1	9	4	8	2	3
7	3	2	4	6	9	5	8	1
1	5	9	2	7	8	6	3	4
8	4	6	3	1	5	7	9	2
6	1	5	9	2	7	3	4	8
9	7	3	8	4	1	2	6	5
2	8	4	6	5	3	9	1	7

Puzzle # 19

2	5	1	6	3	7	4	8	9
8	9	3	5	4	1	6	2	7
4	6	7	8	2	9	5	3	1
7	8	9	2	6	3	1	5	4
3	2	4	9	1	5	7	6	8
5	1	6	7	8	4	3	9	2
6	4	5	1	9	2	8	7	3
1	7	2	3	5	8	9	4	6
9	3	8	4	7	6	2	1	5

Puzzle # 20

1	3	6	9	7	2	8	4	5
2	8	9	4	3	5	7	6	1
7	5	4	6	1	8	2	3	9
4	2	3	5	6	9	1	8	7
5	6	8	7	2	1	3	9	4
9	1	7	8	4	3	5	2	6
8	9	1	3	5	4	6	7	2
3	7	2	1	9	6	4	5	8
6	4	5	2	8	7	9	1	3

Puzzle # 21

2	7	1	6	9	5	3	4	8
3	6	8	7	4	2	5	9	1
4	9	5	8	3	1	7	2	6
8	5	6	3	2	4	1	7	9
1	2	4	5	7	9	6	8	3
7	3	9	1	8	6	4	5	2
5	1	2	9	6	7	8	3	4
9	8	7	4	1	3	2	6	5
6	4	3	2	5	8	9	1	7

Puzzle # 22

1	6	5	9	4	8	7	3	2
3	7	4	5	6	2	9	8	1
8	9	2	1	7	3	4	6	5
9	4	3	8	1	7	5	2	6
7	5	8	6	2	9	3	1	4
2	1	6	3	5	4	8	7	9
4	8	7	2	9	6	1	5	3
6	3	1	4	8	5	2	9	7
5	2	9	7	3	1	6	4	8

Puzzle # 23

8	4	3	5	9	7	1	2	6
5	7	9	6	1	2	3	4	8
6	1	2	8	4	3	7	5	9
1	8	7	2	6	4	5	9	3
4	3	6	1	5	9	2	8	7
2	9	5	7	3	8	4	6	1
3	6	1	4	8	5	9	7	2
9	2	4	3	7	6	8	1	5
7	5	8	9	2	1	6	3	4

Puzzle # 24

8	3	1	5	7	9	2	6	4
5	9	2	6	3	4	8	7	1
7	6	4	1	2	8	5	9	3
3	4	6	9	8	2	7	1	5
2	5	7	3	4	1	9	8	6
1	8	9	7	6	5	3	4	2
4	1	5	8	9	3	6	2	7
9	7	3	2	1	6	4	5	8
6	2	8	4	5	7	1	3	9

Puzzle # 25

2	8	1	9	3	5	4	7	6
6	4	3	2	7	1	9	5	8
7	9	5	8	6	4	3	2	1
5	2	6	1	4	3	8	9	7
1	7	9	5	2	8	6	4	3
4	3	8	6	9	7	5	1	2
3	5	2	7	8	9	1	6	4
8	1	7	4	5	6	2	3	9
9	6	4	3	1	2	7	8	5

Puzzle # 26

6	3	8	4	9	1	2	5	7
7	1	4	2	5	8	3	9	6
2	9	5	6	3	7	1	8	4
3	8	7	9	6	2	5	4	1
1	2	6	5	8	4	7	3	9
4	5	9	1	7	3	8	6	2
5	4	3	7	2	6	9	1	8
8	7	1	3	4	9	6	2	5
9	6	2	8	1	5	4	7	3

Puzzle # 27

7	3	6	4	1	8	5	2	9
8	1	5	9	6	2	3	7	4
2	9	4	3	5	7	1	6	8
9	6	2	5	8	4	7	3	1
1	8	3	7	2	6	4	9	5
5	4	7	1	9	3	2	8	6
6	5	8	2	7	1	9	4	3
3	7	9	8	4	5	6	1	2
4	2	1	6	3	9	8	5	7

Puzzle # 28

3	9	6	4	1	2	5	7	8
1	7	5	3	9	8	2	4	6
8	2	4	6	7	5	9	1	3
7	8	1	9	2	4	3	6	5
5	6	9	8	3	1	4	2	7
2	4	3	7	5	6	8	9	1
6	1	2	5	8	9	7	3	4
9	3	8	1	4	7	6	5	2
4	5	7	2	6	3	1	8	9

Puzzle # 29

2	4	6	9	7	1	5	8	3
9	7	5	3	2	8	1	4	6
1	3	8	4	6	5	7	9	2
4	6	7	2	5	9	8	3	1
8	2	3	7	1	4	6	5	9
5	1	9	6	8	3	2	7	4
6	8	4	5	9	2	3	1	7
7	9	1	8	3	6	4	2	5
3	5	2	1	4	7	9	6	8

Puzzle # 30

3	9	1	2	6	8	7	4	5
8	6	5	3	4	7	1	9	2
4	7	2	5	9	1	3	8	6
1	4	7	8	2	5	9	6	3
2	3	6	4	7	9	5	1	8
9	5	8	6	1	3	4	2	7
7	2	3	1	8	4	6	5	9
6	1	9	7	5	2	8	3	4
5	8	4	9	3	6	2	7	1

Puzzle # 31

1	6	2	7	9	8	5	4	3
5	7	9	2	4	3	6	8	1
8	4	3	6	1	5	7	2	9
6	3	4	1	8	2	9	7	5
2	5	8	9	3	7	4	1	6
9	1	7	4	5	6	8	3	2
3	9	6	8	7	1	2	5	4
7	2	1	5	6	4	3	9	8
4	8	5	3	2	9	1	6	7

Puzzle # 32

7	5	1	6	3	8	9	2	4
4	2	3	9	1	7	5	8	6
9	6	8	2	4	5	7	3	1
2	4	9	1	7	3	6	5	8
1	3	5	8	2	6	4	9	7
6	8	7	5	9	4	3	1	2
8	9	6	7	5	2	1	4	3
3	1	2	4	6	9	8	7	5
5	7	4	3	8	1	2	6	9

Puzzle # 33

8	7	3	1	9	5	6	4	2
6	4	2	3	7	8	9	5	1
1	9	5	2	6	4	3	7	8
4	5	6	8	2	7	1	9	3
7	2	8	9	1	3	5	6	4
9	3	1	4	5	6	8	2	7
2	8	9	5	4	1	7	3	6
3	6	4	7	8	9	2	1	5
5	1	7	6	3	2	4	8	9

Puzzle # 34

2	8	7	9	1	6	4	5	3
6	9	4	8	3	5	1	2	7
3	1	5	2	7	4	9	6	8
9	3	1	6	2	7	8	4	5
8	5	6	4	9	3	2	7	1
4	7	2	5	8	1	6	3	9
1	6	8	7	5	2	3	9	4
7	4	9	3	6	8	5	1	2
5	2	3	1	4	9	7	8	6

Puzzle # 35

3	5	4	1	6	7	8	9	2
8	9	2	5	4	3	6	1	7
7	6	1	9	8	2	4	5	3
4	3	9	6	1	8	2	7	5
5	2	6	7	9	4	1	3	8
1	7	8	3	2	5	9	6	4
6	8	5	2	7	9	3	4	1
9	4	3	8	5	1	7	2	6
2	1	7	4	3	6	5	8	9

Puzzle # 36

1	7	9	6	4	5	2	8	3
8	6	4	3	1	2	7	5	9
5	3	2	7	9	8	6	4	1
2	9	1	8	6	3	5	7	4
4	8	7	5	2	1	3	9	6
3	5	6	4	7	9	8	1	2
7	1	5	9	3	6	4	2	8
6	2	8	1	5	4	9	3	7
9	4	3	2	8	7	1	6	5

Puzzle # 37

6	2	7	8	3	5	4	1	9
9	4	5	2	7	1	3	8	6
3	1	8	6	4	9	2	7	5
8	3	1	7	9	2	5	6	4
4	9	6	5	1	8	7	2	3
7	5	2	4	6	3	8	9	1
2	6	3	9	5	7	1	4	8
1	8	9	3	2	4	6	5	7
5	7	4	1	8	6	9	3	2

Puzzle # 38

2	3	5	1	8	9	4	6	7
1	9	6	4	3	7	8	2	5
8	4	7	6	2	5	9	3	1
6	2	1	8	4	3	7	5	9
4	7	9	2	5	6	1	8	3
5	8	3	7	9	1	2	4	6
9	1	8	5	6	2	3	7	4
3	5	4	9	7	8	6	1	2
7	6	2	3	1	4	5	9	8

Puzzle # 39

4	9	2	5	8	6	3	1	7
8	7	6	3	4	1	9	5	2
1	5	3	9	2	7	6	8	4
5	3	7	2	6	8	4	9	1
9	4	8	1	7	3	5	2	6
2	6	1	4	5	9	7	3	8
3	8	9	7	1	4	2	6	5
7	1	5	6	9	2	8	4	3
6	2	4	8	3	5	1	7	9

Puzzle # 40

2	7	9	4	1	5	6	8	3
5	1	8	3	6	2	7	4	9
6	3	4	8	7	9	2	1	5
4	9	1	7	5	6	3	2	8
7	8	5	2	9	3	4	6	1
3	6	2	1	8	4	5	9	7
9	4	7	5	2	1	8	3	6
8	2	6	9	3	7	1	5	4
1	5	3	6	4	8	9	7	2

Puzzle # 41

6	4	5	3	1	2	7	9	8
8	1	7	5	4	9	2	3	6
2	9	3	6	8	7	5	1	4
1	7	4	2	3	5	8	6	9
9	8	2	4	7	6	1	5	3
3	5	6	1	9	8	4	7	2
4	2	1	7	6	3	9	8	5
7	3	9	8	5	4	6	2	1
5	6	8	9	2	1	3	4	7

Puzzle # 42

1	4	7	5	3	8	2	9	6
9	3	8	2	6	4	7	1	5
6	5	2	9	1	7	8	4	3
7	9	4	6	5	1	3	8	2
8	1	3	4	7	2	5	6	9
2	6	5	3	8	9	1	7	4
3	8	9	7	4	5	6	2	1
5	2	1	8	9	6	4	3	7
4	7	6	1	2	3	9	5	8

Puzzle # 43

8	9	3	1	6	7	5	4	2
1	7	5	3	2	4	8	9	6
6	4	2	9	5	8	3	7	1
2	5	4	8	7	1	6	3	9
9	3	8	2	4	6	7	1	5
7	6	1	5	9	3	2	8	4
5	8	9	7	1	2	4	6	3
4	1	7	6	3	5	9	2	8
3	2	6	4	8	9	1	5	7

Puzzle # 44

9	2	5	6	8	7	4	1	3
6	4	7	5	1	3	2	9	8
8	1	3	4	2	9	5	6	7
3	6	4	9	5	8	1	7	2
1	9	2	7	3	4	8	5	6
5	7	8	2	6	1	3	4	9
2	3	6	1	7	5	9	8	4
7	5	9	8	4	2	6	3	1
4	8	1	3	9	6	7	2	5

Puzzle # 45

8	6	7	4	2	1	5	3	9
9	4	1	3	5	7	6	2	8
2	5	3	9	6	8	4	7	1
6	3	8	1	7	9	2	5	4
1	9	5	2	4	6	3	8	7
4	7	2	8	3	5	9	1	6
3	8	6	5	1	4	7	9	2
5	1	4	7	9	2	8	6	3
7	2	9	6	8	3	1	4	5

Puzzle # 46

9	1	8	7	5	4	3	6	2
2	5	3	1	9	6	8	4	7
6	4	7	8	3	2	1	5	9
4	8	1	2	7	5	9	3	6
3	6	2	4	1	9	5	7	8
5	7	9	6	8	3	2	1	4
7	2	5	9	6	1	4	8	3
1	9	6	3	4	8	7	2	5
8	3	4	5	2	7	6	9	1

Puzzle # 47

8	2	4	7	5	9	3	1	6
9	6	5	3	1	2	7	8	4
7	1	3	6	4	8	9	5	2
3	7	8	4	6	1	5	2	9
5	9	1	8	2	7	4	6	3
2	4	6	9	3	5	1	7	8
4	5	2	1	9	6	8	3	7
6	3	7	5	8	4	2	9	1
1	8	9	2	7	3	6	4	5

Puzzle # 48

7	1	8	3	9	6	5	4	2
9	2	5	7	4	1	8	3	6
6	3	4	8	5	2	1	7	9
1	7	2	6	3	5	9	8	4
4	5	9	2	1	8	7	6	3
3	8	6	4	7	9	2	5	1
2	4	7	1	8	3	6	9	5
8	9	1	5	6	4	3	2	7
5	6	3	9	2	7	4	1	8

Puzzle # 49

1	8	2	9	5	7	6	4	3
6	3	7	2	4	8	5	1	9
5	9	4	6	3	1	2	7	8
2	1	8	3	7	4	9	5	6
9	7	5	1	2	6	3	8	4
3	4	6	5	8	9	7	2	1
4	5	9	8	6	2	1	3	7
8	2	1	7	9	3	4	6	5
7	6	3	4	1	5	8	9	2

Puzzle # 50

5	7	8	4	9	2	1	6	3
1	2	6	8	7	3	5	9	4
3	4	9	5	6	1	7	2	8
2	5	1	3	4	7	9	8	6
9	6	4	1	8	5	2	3	7
8	3	7	6	2	9	4	1	5
7	9	5	2	3	6	8	4	1
6	8	2	7	1	4	3	5	9
4	1	3	9	5	8	6	7	2

Puzzle # 51

7	8	9	5	6	3	4	1	2
3	2	5	4	8	1	6	9	7
4	6	1	9	7	2	3	8	5
2	4	3	1	5	8	9	7	6
5	9	7	2	4	6	1	3	8
6	1	8	7	3	9	2	5	4
8	3	4	6	9	5	7	2	1
9	7	2	8	1	4	5	6	3
1	5	6	3	2	7	8	4	9

Puzzle # 52

1	6	9	4	2	3	7	8	5
5	4	3	8	6	7	2	9	1
7	2	8	5	1	9	3	6	4
2	1	6	9	7	8	4	5	3
3	8	4	1	5	2	9	7	6
9	7	5	3	4	6	1	2	8
8	9	7	6	3	1	5	4	2
4	3	2	7	8	5	6	1	9
6	5	1	2	9	4	8	3	7

Puzzle # 53

4	2	9	7	8	5	6	1	3
6	1	8	3	2	9	7	5	4
5	3	7	4	1	6	8	9	2
9	7	3	2	4	1	5	8	6
1	5	2	6	3	8	4	7	9
8	4	6	9	5	7	2	3	1
3	8	4	1	7	2	9	6	5
2	9	5	8	6	3	1	4	7
7	6	1	5	9	4	3	2	8

Puzzle # 54

5	7	9	6	8	1	2	4	3
8	4	3	9	2	5	6	1	7
1	6	2	4	7	3	9	8	5
7	9	4	5	3	8	1	6	2
6	1	5	2	9	7	4	3	8
3	2	8	1	4	6	5	7	9
9	8	1	3	6	2	7	5	4
2	3	6	7	5	4	8	9	1
4	5	7	8	1	9	3	2	6

Puzzle # 55

6	8	5	3	7	9	4	1	2
4	1	2	8	5	6	7	9	3
9	3	7	1	4	2	6	5	8
8	9	4	6	2	5	1	3	7
2	7	6	4	1	3	9	8	5
3	5	1	7	9	8	2	4	6
5	6	9	2	8	4	3	7	1
7	2	8	9	3	1	5	6	4
1	4	3	5	6	7	8	2	9

Puzzle # 56

2	6	1	9	4	8	3	7	5
9	3	5	2	6	7	1	8	4
8	4	7	5	3	1	2	9	6
7	1	8	3	2	4	6	5	9
4	2	6	1	9	5	8	3	7
3	5	9	8	7	6	4	2	1
5	7	3	4	1	2	9	6	8
1	8	2	6	5	9	7	4	3
6	9	4	7	8	3	5	1	2

Puzzle # 57

8	5	3	7	6	9	1	2	4
1	6	2	4	8	3	7	9	5
7	4	9	1	5	2	8	6	3
9	3	1	8	2	4	6	5	7
2	7	4	5	1	6	3	8	9
5	8	6	9	3	7	4	1	2
3	9	8	6	7	5	2	4	1
4	1	7	2	9	8	5	3	6
6	2	5	3	4	1	9	7	8

Puzzle # 58

3	1	2	6	7	4	8	9	5
4	7	5	8	1	9	3	2	6
6	9	8	3	2	5	4	7	1
1	3	6	5	4	2	9	8	7
5	8	4	9	3	7	1	6	2
9	2	7	1	6	8	5	4	3
8	6	3	2	9	1	7	5	4
7	5	1	4	8	6	2	3	9
2	4	9	7	5	3	6	1	8

Puzzle # 59

8	1	7	3	2	5	9	6	4
3	9	5	1	6	4	8	7	2
4	6	2	8	9	7	5	1	3
9	8	4	7	3	2	6	5	1
7	5	1	6	4	9	2	3	8
2	3	6	5	1	8	4	9	7
6	7	9	4	8	3	1	2	5
5	2	8	9	7	1	3	4	6
1	4	3	2	5	6	7	8	9

Puzzle # 60

9	2	3	6	1	8	5	7	4
7	1	6	4	5	2	8	9	3
5	8	4	7	9	3	2	1	6
2	9	8	3	6	5	7	4	1
4	6	7	8	2	1	3	5	9
1	3	5	9	4	7	6	8	2
6	7	9	5	3	4	1	2	8
3	5	1	2	8	9	4	6	7
8	4	2	1	7	6	9	3	5

Puzzle # 61

9	1	5	4	7	8	2	6	3
2	6	7	1	5	3	9	8	4
3	4	8	9	6	2	7	5	1
6	9	4	3	2	5	8	1	7
7	8	1	6	4	9	5	3	2
5	2	3	8	1	7	4	9	6
1	7	9	5	3	4	6	2	8
8	3	2	7	9	6	1	4	5
4	5	6	2	8	1	3	7	9

Puzzle # 62

6	5	8	9	3	1	4	7	2
1	2	7	8	5	4	3	6	9
3	4	9	7	2	6	5	1	8
2	6	1	5	4	8	7	9	3
7	8	5	3	6	9	2	4	1
9	3	4	2	1	7	6	8	5
5	9	6	1	7	2	8	3	4
8	7	3	4	9	5	1	2	6
4	1	2	6	8	3	9	5	7

Puzzle # 63

3	8	7	1	9	4	5	6	2
5	9	1	6	3	2	4	8	7
6	2	4	7	8	5	9	1	3
4	7	9	2	6	1	3	5	8
1	3	5	4	7	8	6	2	9
2	6	8	3	5	9	7	4	1
9	4	2	5	1	3	8	7	6
7	1	3	8	4	6	2	9	5
8	5	6	9	2	7	1	3	4

Puzzle # 64

2	7	5	4	6	3	8	9	1
3	6	4	8	1	9	5	7	2
8	1	9	7	5	2	3	6	4
5	9	1	2	4	6	7	8	3
6	3	2	1	7	8	4	5	9
4	8	7	9	3	5	2	1	6
1	2	3	6	8	7	9	4	5
7	5	6	3	9	4	1	2	8
9	4	8	5	2	1	6	3	7

Puzzle # 65

1	4	6	7	8	5	9	3	2
9	2	8	4	1	3	7	5	6
5	7	3	6	2	9	4	8	1
2	8	9	3	6	7	1	4	5
6	5	4	1	9	2	8	7	3
3	1	7	5	4	8	6	2	9
4	6	5	8	3	1	2	9	7
8	3	2	9	7	6	5	1	4
7	9	1	2	5	4	3	6	8

Puzzle # 66

8	7	5	1	9	4	2	3	6
6	2	4	3	7	5	8	9	1
3	9	1	8	2	6	4	7	5
2	5	3	4	6	7	9	1	8
7	1	9	2	8	3	5	6	4
4	6	8	9	5	1	7	2	3
9	3	2	5	1	8	6	4	7
5	4	7	6	3	2	1	8	9
1	8	6	7	4	9	3	5	2

Puzzle # 67

3	5	7	6	8	9	4	2	1
4	6	1	3	2	5	7	8	9
2	9	8	4	1	7	3	5	6
1	3	2	5	4	8	6	9	7
9	4	5	1	7	6	8	3	2
7	8	6	2	9	3	5	1	4
8	1	9	7	3	4	2	6	5
5	7	3	9	6	2	1	4	8
6	2	4	8	5	1	9	7	3

Puzzle # 68

2	4	8	9	5	3	1	7	6
9	5	6	2	1	7	8	4	3
1	7	3	8	6	4	5	9	2
8	9	7	6	4	1	2	3	5
3	2	1	7	8	5	9	6	4
5	6	4	3	2	9	7	8	1
7	1	2	4	3	8	6	5	9
4	8	5	1	9	6	3	2	7
6	3	9	5	7	2	4	1	8

Puzzle # 69

2	1	4	5	6	3	9	7	8
6	7	9	2	4	8	5	1	3
3	8	5	9	7	1	6	2	4
5	4	1	8	3	2	7	6	9
7	6	2	4	1	9	8	3	5
8	9	3	7	5	6	2	4	1
4	2	6	1	9	5	3	8	7
1	5	8	3	2	7	4	9	6
9	3	7	6	8	4	1	5	2

Puzzle # 70

4	3	1	5	8	9	2	6	7
8	2	9	3	7	6	4	5	1
7	5	6	4	1	2	8	9	3
1	9	8	7	2	5	3	4	6
3	6	7	8	4	1	9	2	5
2	4	5	9	6	3	1	7	8
5	8	4	1	9	7	6	3	2
6	1	3	2	5	4	7	8	9
9	7	2	6	3	8	5	1	4

Puzzle # 71

2	3	6	7	8	9	5	4	1
9	1	5	2	3	4	7	6	8
8	4	7	5	6	1	9	3	2
4	6	1	3	5	7	8	2	9
5	2	8	9	1	6	4	7	3
7	9	3	8	4	2	6	1	5
3	7	9	6	2	8	1	5	4
6	5	4	1	9	3	2	8	7
1	8	2	4	7	5	3	9	6

Puzzle # 72

5	3	7	9	1	6	8	2	4
2	8	4	7	5	3	6	1	9
9	6	1	2	8	4	7	5	3
4	5	2	3	9	8	1	6	7
6	1	3	5	7	2	9	4	8
8	7	9	6	4	1	5	3	2
3	4	8	1	6	7	2	9	5
1	2	5	8	3	9	4	7	6
7	9	6	4	2	5	3	8	1

Puzzle # 73

6	1	9	5	3	7	4	2	8
4	7	8	2	6	9	1	5	3
2	3	5	1	8	4	7	9	6
1	9	6	8	7	2	3	4	5
5	2	4	3	1	6	8	7	9
3	8	7	9	4	5	6	1	2
8	4	2	7	5	3	9	6	1
9	6	3	4	2	1	5	8	7
7	5	1	6	9	8	2	3	4

Puzzle # 74

3	6	7	2	1	9	4	8	5
4	5	1	3	7	8	2	9	6
2	8	9	4	6	5	3	1	7
8	7	5	1	4	3	6	2	9
9	4	2	6	8	7	1	5	3
1	3	6	9	5	2	8	7	4
7	1	3	8	9	4	5	6	2
5	2	8	7	3	6	9	4	1
6	9	4	5	2	1	7	3	8

Puzzle # 75

8	1	6	7	4	2	5	3	9
5	7	2	9	1	3	8	6	4
9	3	4	6	5	8	7	1	2
7	4	9	5	3	1	2	8	6
6	2	3	4	8	9	1	5	7
1	5	8	2	7	6	9	4	3
3	9	1	8	2	4	6	7	5
2	8	5	3	6	7	4	9	1
4	6	7	1	9	5	3	2	8

Puzzle # 76

8	3	7	9	1	4	2	6	5
6	9	2	8	3	5	4	7	1
5	4	1	2	6	7	8	3	9
7	8	9	6	2	3	5	1	4
1	6	5	4	7	8	9	2	3
4	2	3	1	5	9	6	8	7
9	5	6	3	8	1	7	4	2
3	7	8	5	4	2	1	9	6
2	1	4	7	9	6	3	5	8

Puzzle # 77

3	5	2	4	8	1	9	6	7
8	1	7	6	2	9	3	5	4
6	4	9	5	3	7	8	1	2
4	9	6	8	7	5	2	3	1
7	2	8	1	6	3	4	9	5
5	3	1	9	4	2	7	8	6
1	7	5	3	9	4	6	2	8
2	6	3	7	1	8	5	4	9
9	8	4	2	5	6	1	7	3

Puzzle # 78

8	2	7	4	6	9	1	5	3
9	3	6	2	5	1	7	8	4
4	5	1	8	3	7	9	2	6
1	6	9	3	2	8	4	7	5
5	7	8	6	1	4	2	3	9
2	4	3	7	9	5	8	6	1
3	1	4	5	7	2	6	9	8
7	9	5	1	8	6	3	4	2
6	8	2	9	4	3	5	1	7

Puzzle # 79

7	1	6	5	3	4	8	9	2
8	3	4	6	9	2	5	7	1
2	5	9	7	1	8	3	6	4
4	2	8	3	6	5	9	1	7
3	9	5	2	7	1	6	4	8
1	6	7	4	8	9	2	3	5
9	8	3	1	2	7	4	5	6
6	4	1	8	5	3	7	2	9
5	7	2	9	4	6	1	8	3

Puzzle # 80

5	9	4	8	2	7	6	3	1
8	7	1	5	6	3	9	4	2
3	2	6	4	9	1	8	7	5
6	3	8	9	4	5	1	2	7
4	1	7	3	8	2	5	9	6
2	5	9	1	7	6	4	8	3
7	4	3	6	1	8	2	5	9
9	6	5	2	3	4	7	1	8
1	8	2	7	5	9	3	6	4

Puzzle # 81

7	4	9	6	5	2	3	8	1
5	6	2	1	3	8	4	9	7
3	8	1	7	9	4	5	6	2
2	5	7	9	6	1	8	3	4
6	3	4	8	2	5	7	1	9
1	9	8	4	7	3	2	5	6
8	2	6	3	1	7	9	4	5
9	7	3	5	4	6	1	2	8
4	1	5	2	8	9	6	7	3

Puzzle # 82

2	9	5	6	1	8	3	7	4
7	4	3	2	9	5	6	8	1
6	8	1	3	7	4	2	9	5
1	6	2	8	3	7	5	4	9
4	5	8	9	6	2	1	3	7
3	7	9	5	4	1	8	2	6
5	3	4	1	2	9	7	6	8
8	2	7	4	5	6	9	1	3
9	1	6	7	8	3	4	5	2

Puzzle # 83

4	8	1	5	9	3	6	7	2
7	6	2	8	1	4	9	5	3
5	9	3	6	2	7	1	8	4
9	2	4	7	3	8	5	6	1
8	3	5	2	6	1	7	4	9
6	1	7	9	4	5	3	2	8
1	7	9	4	5	2	8	3	6
2	5	6	3	8	9	4	1	7
3	4	8	1	7	6	2	9	5

Puzzle # 84

1	4	5	7	2	6	3	9	8
9	6	3	4	1	8	5	7	2
8	7	2	5	9	3	4	1	6
3	9	8	6	5	7	2	4	1
5	2	6	1	4	9	8	3	7
7	1	4	8	3	2	9	6	5
4	5	9	2	7	1	6	8	3
6	3	7	9	8	5	1	2	4
2	8	1	3	6	4	7	5	9

Puzzle # 85

7	2	6	5	8	4	9	1	3
3	8	9	1	2	7	5	4	6
4	5	1	9	6	3	8	2	7
9	3	8	7	5	1	2	6	4
5	4	2	3	9	6	1	7	8
1	6	7	8	4	2	3	9	5
2	7	3	4	1	5	6	8	9
6	9	4	2	3	8	7	5	1
8	1	5	6	7	9	4	3	2

Puzzle # 86

3	7	1	6	2	4	5	9	8
4	5	8	7	1	9	2	3	6
2	9	6	3	5	8	1	4	7
1	8	9	4	7	6	3	5	2
6	4	2	5	8	3	7	1	9
5	3	7	2	9	1	6	8	4
9	6	5	8	3	7	4	2	1
7	1	3	9	4	2	8	6	5
8	2	4	1	6	5	9	7	3

Puzzle # 87

2	3	6	1	7	9	8	4	5
9	8	4	3	5	2	6	7	1
5	7	1	6	4	8	2	9	3
8	2	3	7	9	5	1	6	4
6	5	9	8	1	4	7	3	2
1	4	7	2	3	6	5	8	9
3	9	8	5	2	7	4	1	6
7	1	2	4	6	3	9	5	8
4	6	5	9	8	1	3	2	7

Puzzle # 88

4	7	3	9	2	6	1	5	8
5	2	8	4	1	7	9	6	3
1	9	6	5	8	3	7	2	4
3	5	1	2	7	8	6	4	9
7	6	2	1	4	9	8	3	5
8	4	9	3	6	5	2	1	7
2	1	5	7	9	4	3	8	6
6	3	7	8	5	1	4	9	2
9	8	4	6	3	2	5	7	1

Puzzle # 89

3	1	5	7	6	9	8	2	4
8	7	6	5	2	4	1	3	9
2	4	9	1	8	3	6	7	5
6	8	2	4	9	5	7	1	3
7	9	4	3	1	6	5	8	2
1	5	3	8	7	2	9	4	6
5	2	8	9	4	7	3	6	1
9	6	7	2	3	1	4	5	8
4	3	1	6	5	8	2	9	7

Puzzle # 90

5	1	7	6	2	9	8	4	3
6	4	3	8	5	1	7	2	9
2	9	8	7	4	3	5	1	6
1	3	5	2	6	8	4	9	7
4	7	2	1	9	5	6	3	8
8	6	9	3	7	4	1	5	2
3	8	6	5	1	2	9	7	4
7	5	4	9	3	6	2	8	1
9	2	1	4	8	7	3	6	5

Puzzle # 91

5	1	9	4	7	8	3	6	2
8	4	6	3	2	5	1	9	7
2	3	7	9	6	1	8	5	4
4	9	1	6	8	2	5	7	3
7	5	8	1	4	3	9	2	6
3	6	2	5	9	7	4	1	8
9	2	3	7	5	4	6	8	1
1	8	5	2	3	6	7	4	9
6	7	4	8	1	9	2	3	5

Puzzle # 92

1	8	6	3	5	2	4	7	9
9	7	2	8	1	4	3	6	5
4	5	3	6	7	9	8	1	2
8	4	5	9	6	3	1	2	7
6	3	1	7	2	8	5	9	4
2	9	7	1	4	5	6	8	3
5	6	9	4	8	7	2	3	1
7	2	8	5	3	1	9	4	6
3	1	4	2	9	6	7	5	8

Puzzle # 93

8	5	2	4	9	6	1	7	3
1	6	7	5	2	3	8	4	9
4	9	3	1	8	7	5	2	6
3	1	9	6	5	4	2	8	7
6	2	8	7	1	9	3	5	4
7	4	5	8	3	2	6	9	1
9	8	6	2	4	1	7	3	5
2	3	1	9	7	5	4	6	8
5	7	4	3	6	8	9	1	2

Puzzle # 94

7	3	6	9	5	1	2	4	8
8	5	9	4	2	7	1	3	6
4	1	2	8	6	3	5	9	7
9	8	7	6	3	2	4	5	1
1	2	5	7	8	4	9	6	3
3	6	4	1	9	5	8	7	2
2	4	1	3	7	9	6	8	5
5	7	8	2	4	6	3	1	9
6	9	3	5	1	8	7	2	4

Puzzle # 95

4	5	6	2	1	9	8	3	7
1	2	7	8	3	5	6	4	9
8	3	9	7	4	6	1	2	5
9	8	4	6	5	7	2	1	3
7	6	3	1	2	4	5	9	8
5	1	2	9	8	3	7	6	4
6	9	5	3	7	1	4	8	2
3	4	8	5	6	2	9	7	1
2	7	1	4	9	8	3	5	6

Puzzle # 96

6	7	8	4	3	9	5	2	1
4	9	5	2	7	1	8	6	3
2	1	3	5	6	8	9	4	7
3	8	6	7	5	2	4	1	9
1	5	2	9	4	3	6	7	8
7	4	9	1	8	6	3	5	2
8	2	4	3	1	5	7	9	6
5	3	1	6	9	7	2	8	4
9	6	7	8	2	4	1	3	5

Puzzle # 97

9	4	3	5	1	8	2	6	7
8	6	2	3	7	4	9	5	1
1	5	7	6	9	2	3	4	8
5	8	9	7	3	6	4	1	2
3	1	6	4	2	9	8	7	5
2	7	4	8	5	1	6	3	9
6	9	1	2	4	7	5	8	3
7	3	8	9	6	5	1	2	4
4	2	5	1	8	3	7	9	6

Puzzle # 98

9	8	1	6	4	2	5	7	3
2	3	6	1	7	5	8	4	9
5	4	7	3	8	9	1	2	6
4	1	2	5	3	6	9	8	7
6	5	9	8	1	7	4	3	2
3	7	8	9	2	4	6	1	5
8	2	5	7	9	1	3	6	4
7	9	3	4	6	8	2	5	1
1	6	4	2	5	3	7	9	8

Puzzle # 99

2	6	8	5	3	1	7	9	4
7	4	5	8	9	6	1	3	2
1	9	3	7	2	4	8	5	6
5	2	1	3	4	8	9	6	7
8	3	6	2	7	9	4	1	5
4	7	9	6	1	5	2	8	3
6	8	7	1	5	2	3	4	9
3	5	4	9	8	7	6	2	1
9	1	2	4	6	3	5	7	8

Puzzle # 100

1	8	5	6	7	9	3	4	2
6	2	9	4	8	3	5	1	7
7	3	4	5	2	1	6	8	9
9	7	2	3	5	8	4	6	1
8	4	3	1	6	7	9	2	5
5	6	1	9	4	2	8	7	3
2	5	7	8	3	6	1	9	4
4	1	6	2	9	5	7	3	8
3	9	8	7	1	4	2	5	6

www.ingramcontent.com/pod-product-compliance
Lightning Source LLC
LaVergne TN
LVHW060326080526
838202LV00053B/4424